# GUÉRISON DE LA SCOLIOSE

PAR

## LA MÉTHODE D'ABBOTT

PAR LE

### Dʳ J. FOUCHET

ANCIEN INTERNE DES HÔPITAUX DE PARIS

CHIRURGIEN ASSᵗ DE L'INSTITUT ORTHOPÉDIQUE DE BERCK

MONTDIDIER

IMPRIMERIE BELLIN

—

1913

# GUÉRISON DE LA SCOLIOSE

PAR

## LA MÉTHODE D'ABBOTT

La luxation congénitale de la hanche a été pendant longtemps « **l'opprobre de la chirurgie** » ; maintenant que nous savons guérir cette affection, ce titre revient de droit aux *vieilles scolioses*, a dit notre maître, M. Calot.

Sans doute nous savions arrêter et même corriger les scolioses commençantes, mais dans les scolioses anciennes, les scolioses « fixées », nous ne pouvions presque rien.

M. Calot, par le redressement forcé, dont il est l'auteur, et les chirurgiens (surtout étrangers), qui l'ont suivi, ont bien obtenu quelques résultats, supérieurs à tous ceux qu'on avait obtenus jusqu'alors ; mais ce n'était, malgré tout, que des améliorations d'un tiers ou de moitié, et toujours obtenues avec beaucoup de peine, de patience et de temps.

Or, nous voici entrés dans une ère nouvelle : la scoliose, à son tour, va cesser d'être cette maladie terrible, redoutée entre toutes, et des médecins et des familles : cela grâce à la méthode d'Abbott.

Cette méthode s'est heurtée à une grande majorité d'incrédules et même de détracteurs ; mais elle a trouvé aussi d'enthousiastes partisans — dont nous sommes.

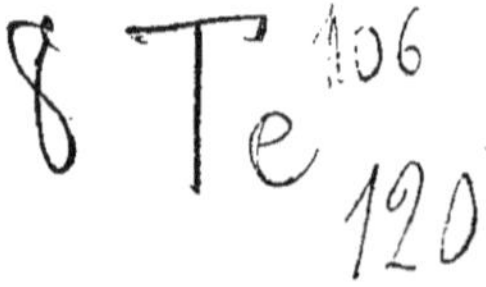

Au début, nous devons l'avouer, nous en avons essayé avec quelque scepticisme ; mais, dès nos premiers essais, nous avons été impressionnés par nos résultats. Nous pouvons affirmer que, jamais jusqu'ici, aucune méthode ne

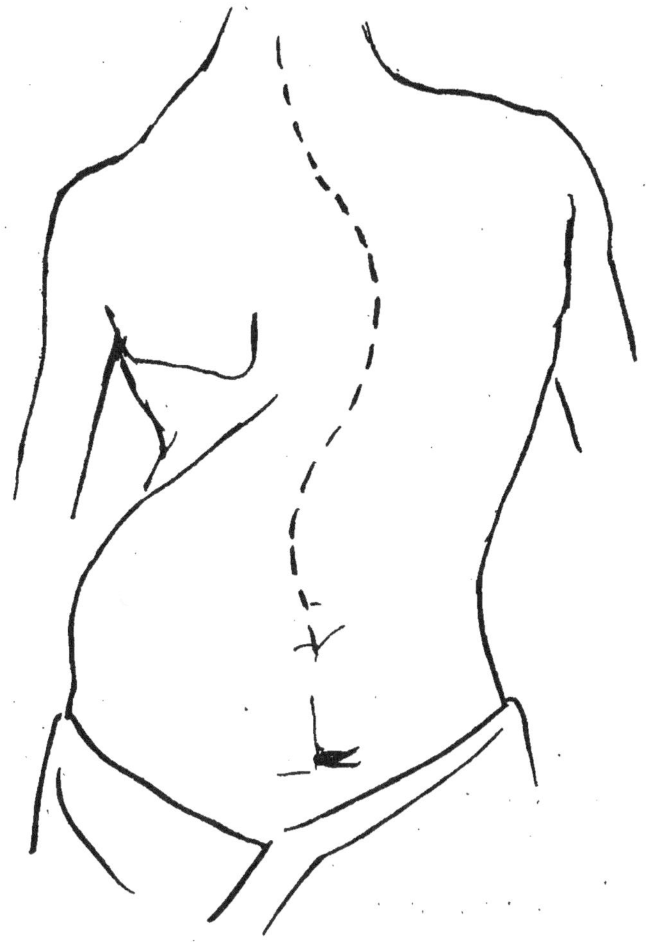

Fig. 1. — Jeune fille de 13 ans. Etat à l'arrivée : scoliose grave datant de la toute première enfance.

nous a donné aussi bien. Nous avons obtenu, en quelques semaines, ce que nous n'avions pas pu obtenir après des années de traitement ! Au reste, le Pr Abbott est venu en

personne à Berck, dans la clinique du D<sup>r</sup> Calot, appliquer
sa méthode ; nous avons pu, avec lui, étudier sa technique ;
il nous a montré lui-même les nombreux perfectionne-
ments qu'il y a tout récemment apportés.

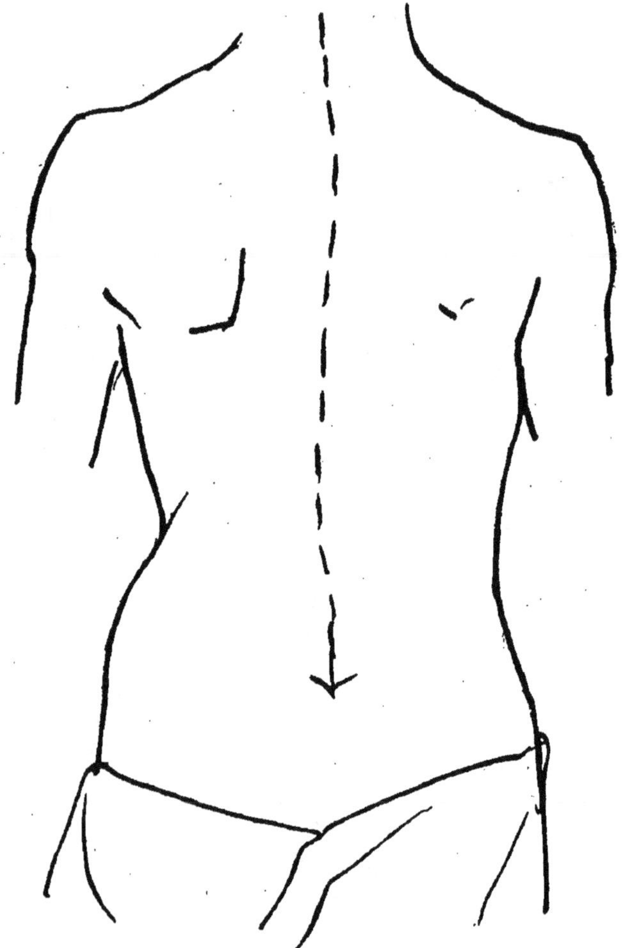

Fig. 2. — La même que sur la fig. 1, après traitement 2 mois de
plâtre (d'après Abbott).

Cette méthode repose sur les principes suivants :

1º Le redressement d'une scoliose et la correction de la
rotation des vertèbres ne peut s'obtenir que dans la *flexion* ;

dans l'extension, au contraire, la colonne vertébrale se trouve bloquée, et la correction de la rotation devient impossible ;

2° Pour redresser une scoliose, il ne suffit pas de ra-

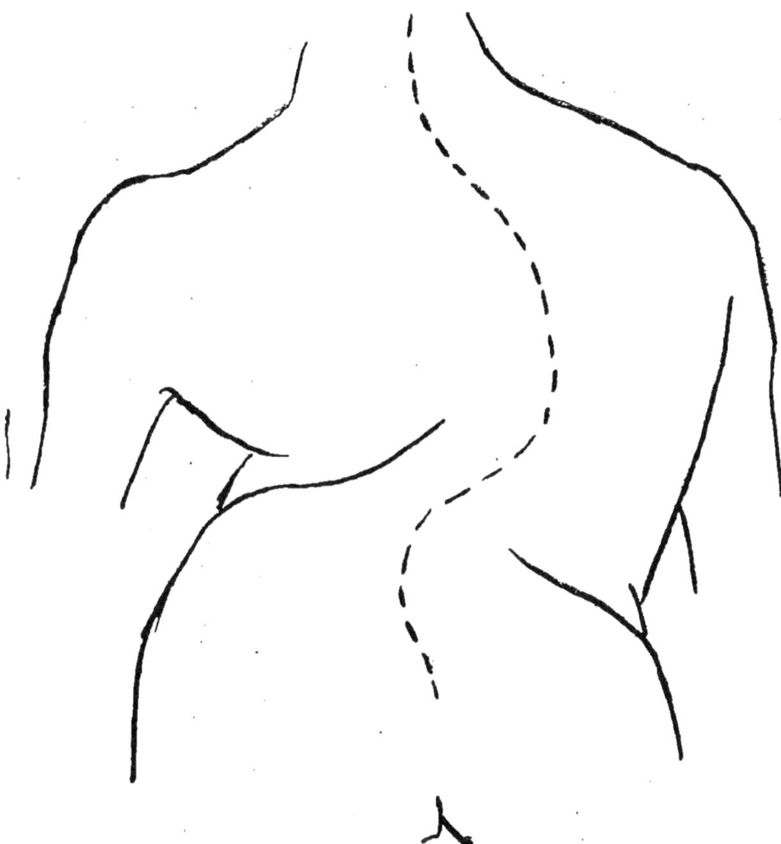

Fig. 3. — Homme de 34 ans. Scoliose de l'âge de 11 ans (donc depuis 23 ans).

mener la colonne vertébrale à la ligne médiane du corps, il faut aller bien au delà ; en d'autres termes, il faut obtenir de l'**hypercorrection** ; et cette hypercorrection devra être maintenue un certain temps.

La technique en reste assez compliquée et assez délicate ;
elle nécessite l'application d'un plâtre sur une table spéciale. Mais n'anticipons pas ; nous essaierons dans un
instant d'exposer cette technique aussi clairement que

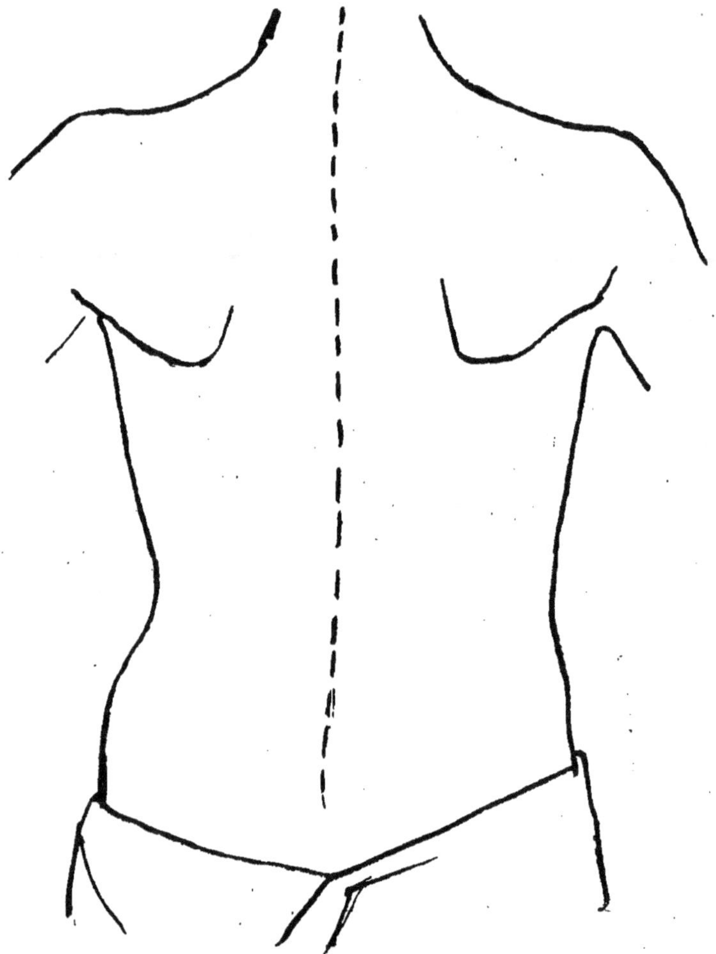

Fig. 4. — Le même sujet que sur la fig. 3, après traitement de
2 mois 1/2 de plâtre (d'après Abbott)

possible en décrivant ce que nous faisons à l'heure actuelle
— sans parler de tous les tâtonnements par lesquels il nous
a fallu passer pour arriver à la formule présente.

Nous voulons tout d'abord présenter deux résultats obtenus par la méthode d'Abbott :

1<sup>er</sup> cas. — *Fig. 1 et Fig. 2.* — Jeune fille de 13 ans. Scoliose dorsale droite datant de la première enfance (*fig. 1*). Pas de traitement antérieur. Un appareil plâtré est appliqué et maintenu en place pendant deux mois. L'hypercorrection était acquise et la jeune fille se trouvait avoir une scoliose dorsale gauche.

Ensuite, port d'un appareil amovible, et exercices de gymnastique ; et très rapidement la colonne vertébrale revient à la position normale (*fig. 2*) qui se conserve.

2<sup>e</sup> cas. — *Fig. 3 et Fig. 4.* — Homme 34 ans. Scoliose dorsale droite (avec déformation énorme des côtes), datant de l'âge de 11 ans. A 15 ans, traitée par la gymnastique ; de 17 à 20 ans, traitée par des appareils plâtrés ordinaires ; aucun résultat appréciable.

Application d'un plâtre suivant la nouvelle méthode ; le redressement est à moitié obtenu sur la table spéciale. Après 2 mois et demi, le plâtre est enlevé, il y a de l'hypercorrection. Appareil amovible, massages et gymnastique (*fig. 4*).

Et la guérison se maintient.

Une scoliose « fixée », avons-nous dit, ne peut se corriger, et à plus forte raison s'hypercorriger (ce qui est indispensable), que si la colonne vertébrale est en *flexion*.

Ce principe une fois établi, il est facile de comprendre tous les autres facteurs de correction.

Lorsqu'un enfant, à l'école, écrit en se penchant en avant, élevant et avançant son épaule droite, abaissant au contraire et portant en arrière son épaule gauche, il se met en position scoliotique droite. Cette scoliose se corrige par le simple jeu des muscles, quand l'enfant se redresse. Ce n'est encore qu'une scoliose *physiologique*.

Mais supposons que les muscles deviennent insuffisants, nous aurons une scoliose *pathologique.*

A. — **Comment la corriger ?** — Ce sera :

1° Et avant tout, en mettant le tronc dans la flexion ;

2° En portant l'épaule du côté concave (ici l'épaule gauche) en haut et en avant ;

3° En portant l'épaule du côté convexe (épaule droite) en bas et en arrière.

B. — **Comment maintenir cette position ?**

Abbott obtient la correction de la scoliose sur une table spéciale, et la maintient avec un appareil plâtré.

*Table d'Abbott* [1]. — C'est plutôt un cadre sur lequel est tendue une toile en forme de *hamac.* Cette toile, de tissu résistant, mais souple, est un peu plus longue que le tronc

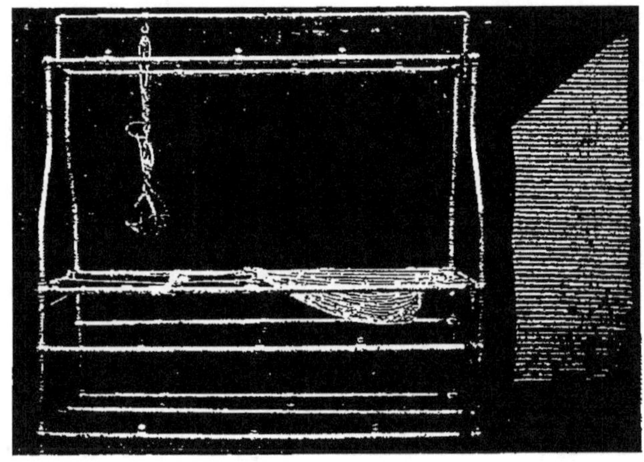

Fig. 5 et 6.

du malade, et a la largeur des épaules ; elle èst rectangulaire, mais l'un des angles est coupé à 45°, ce qui nous donne un trapèze (*voir fig.* 5 à *fig.* 13).

Deux tiges métalliques passent dans un ourlet ménagé sur les deux petits bords de la toile. Ces deux tiges sont

1. Nous avons fait construire cette table dans les ateliers de l'Institut orthopédique de Berck.

disposées sur le cadre de manière à pouvoir s'écarter, pour tendre le hamac. Des deux grands côtés de la toile, le plus court seul va se trouver tendu par l'écartement des tiges : il répondra au côté convexe de la scoliose ; le plus long, qui reste flottant, répondra au côté concave.

La table elle-même (*voir fig.* 5 et suivantes) est formée par des tubes d'acier disposés de manière à pouvoir tourner suivant leur axe et à constituer ainsi autant de treuils sur lesquels viendront s'enrouler les différentes bandes de traction. Trois tubes d'acier disposés en baldaquin sur la partie supérieure de la table sont destinés à fournir des points d'attache à d'autres bandes. —

*Préparation du malade.* — Pendant quelques semaines (2 ou 3 et même plus) avant l'application du plâtre, on

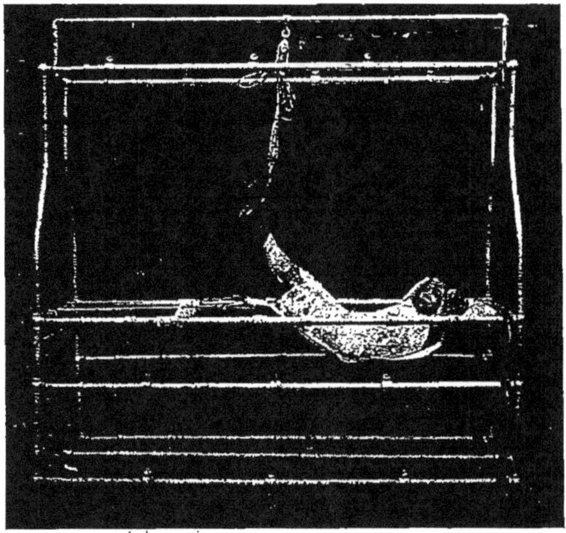

Fig. 7

prépare le malade. C'est très utile pour tous les cas, et c'est même indispensable pour les cas de quelque gravité. Cette préparation consiste en des exercices de gymnastique tendant à mobiliser et à assouplir le plus possible la colonne vertébrale, à augmenter l'amplitude des mouvements d'expansion de la cage thoracique du côté concave.

Il sera bon de faire plus encore, et d'installer tous les jours, pendant un quart d'heure ou une demi-heure, le malade sur la table spéciale ; d'essayer à chaque fois d'obtenir le maximum de correction comme si on allait lui faire

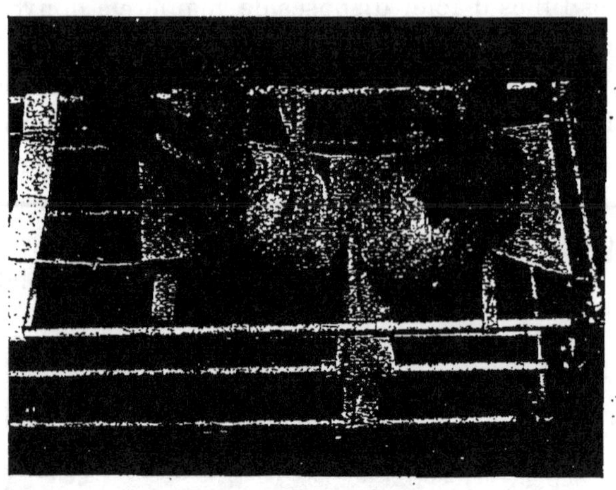

Fig. 8

un appareil ; la première fois l'on n'obtiendra presque rien, mais chaque jour l'on se rapprochera un peu davantage du but, l'idéal étant d'atteindre finalement la position d'hypercorrection avec assez de facilité pour qu'on n'ait plus guère qu'à fixer cette position dans un plâtre.

**Technique** [1] **proprement dite de la correction d'une scoliose**

1° Matériaux à se procurer :

A. — *De quoi faire un appareil* (plâtre, bandes et attelles).

B. — *Des bandes de traction* : il faut prendre des bandes de toile solide, larges de 12 à 15 centimètres, longues de 2 mètres.

Nombre : Trois bandes simples, et trois bandes à trois

1. Telle que nous l'a apprise Abbott dans le service de M. Calot.

chefs (ces dernières obtenues en cousant ensemble, par l'une de leurs extrémités, 3 bandes simples).

C. — *Du feutre.* — Prendre un large carré de feutre épais (le feutre dont se servent les bourreliers) dans lequel on taille des coussins.

2° *Revêtir le malade* de 2 jerseys, afin d'éviter les morsures du plâtre et de pouvoir mettre entre les deux jerseys des coussins de feutre.

Ces coussins sont placés sur les saillies osseuses (sacrum, épines iliaques) et aux endroits où vont porter les bandes de traction, à savoir à la partie convexe des côtes, au-dessous et en arrière de l'épaule du côté concave, au-dessus et en avant de l'épaule opposée.

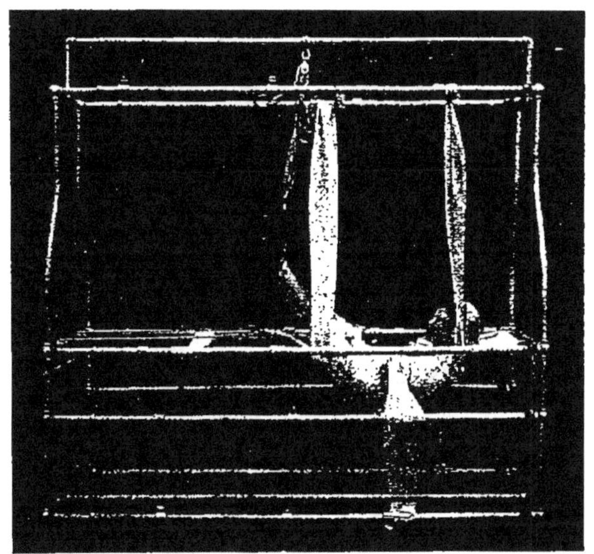

Fig. 9

Un coussin beaucoup plus épais (qui est aussi le plus important) est appliqué en arrière sur la concavité ; il sera retiré, comme nous verrons, aussitôt l'appareil fini.

4° *Mise en position du malade.*

Supposons, pour préciser, qu'il s'agit de corriger une scoliose à convexité droite.

Le malade est couché sur le hamac de manière que son côté droit soit à cheval sur le bord tendu de la toile ; son côté gauche viendra se loger dans le creux formé par le bord flottant de celle-ci. La tête est légèrement soulevée par un coussin, les pieds sont relevés et attachés à la barre médiane qui surmonte le cadre, les cuisses font ainsi un angle d'environ 45 degrés sur le bassin.

Il s'agit maintenant de placer les sangles de traction ; c'est un point très délicat, mais d'une extrême importance : le résultat final en dépend pour beaucoup, aussi nous faut-il insister.

*Une première sangle*, à 3 chefs, prend point d'appui sur la saillie costale (donc ici sur le côté droit), embrasse le

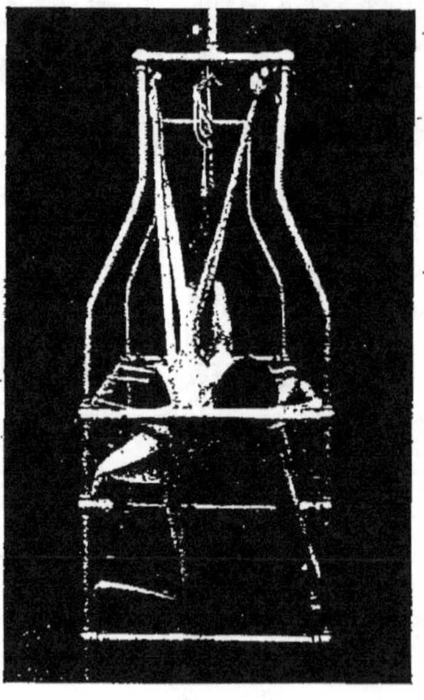

Fig. 10

tronc : deux de ses chefs vont se fixer du côté opposé (à gauche du malade) sur la barre latérale médiane de la table ; le 3e chef, divisé en deux, embrasse les deux précédents et descend verticalement jusque près du sol, se réfléchit sur la barre inférieure médiane pour aller finalement

se fixer sur la barre latérale inférieure gauche (côté concave). Les deux premiers chefs sont destinés à redresser
l'arc scoliotique en pressant sur le sommet de cet arc ; le
dernier est destiné à augmenter la flexion de la colonne
vertébrale.

*Une deuxième sangle à trois chefs* fixe le bassin et l'em-
pêche de se laisser entraîner à gauche par la première
bande de traction. Deux de ses chefs enserrent le bassin
en prenant point d'appui sur le côté gauche et vont se fixer
à droite du malade sur la table.

Le dernier chef monte contre le côté gauche du bassin
et va obliquement en haut et à droite se fixer à la barre
latérale du baldaquin ; son rôle, des plus importants, est
de détordre le bassin, en d'autres termes de corriger la
rotation des vertèbres.

*Une troisième sangle à 3 chefs* embrasse l'épaule gauche
pour l'élever et la porter en avant ; deux chefs passent sous
la tête du sujet et se fixent à l'angle droit de la table ; ils
aident ainsi à la correction de la courbe scoliotique en
agissant sur l'une des extrémités de l'arc formé par la co-

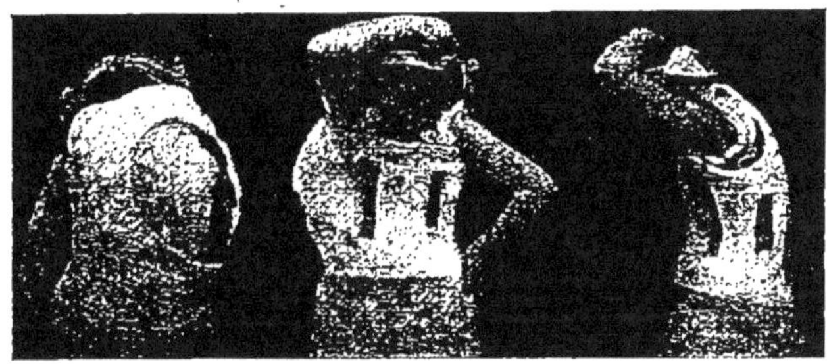

Fig. 11, 12 et 13

lonne vertébrale ; le 3e chef, analogue au chef vertical de
la sangle fixant le bassin, lutte contre la torsion des vertèbres en portant l'épaule en avant ; il va se fixer à la barre
latérale gauche du baldaquin.

*Une autre bande de traction* embrasse l'épaule droite

pour la porter en bas et en arrière ; on s'efforce ainsi de rapprocher cette épaule de l'épine iliaque correspondante, et par conséquent de redresser la colonne vertébrale.

Toutes ces bandes de traction viennent prendre point d'attache sur le châssis de la table, et comme ces barres d'acier forment autant de treuils, on comprend qu'on puisse tendre méthodiquement et progressivement toutes les bandes. Peu à peu, en y mettant le temps (1 demi-heure ou plus) pour ne pas trop fatiguer le malade, on arrive à une correction très nette et même assez souvent à une hypercorrection : on voit à la fin de la séance le côté primitivement concave faire une saillie beaucoup plus forte en arrière que le côté primitivement convexe.

Lorsqu'on a obtenu le degré de correction désiré, l'on passe à l'application du plâtre.

APPLICATION DU PLATRE. — Il sera construit, comme les corsets du mal de Pott d'après Calot, avec deux attelles (l'une antérieure, l'autre postérieure) et avec des bandes plâtrées.

L'on incise ou échancre les attelles et les bandes plâtrées à leurs points de rencontre avec les bandes de traction.

Ce plâtre une fois « pris », est émondé et fenêtré ; il descendra plus bas en arrière qu'en avant : il n'aura pas d'appui pubien pour qu'on puisse augmenter la flexion du tronc, si besoin est, dans les jours qui suivent. Il ne doit pas passer par-dessus les épaules, mais il devra maintenir le tronc et les épaules dans la position de correction obtenue sur le cadre : aussi ce plâtre, très haut en arrière et sous l'épaule gauche, laissera cette épaule libre en avant ; au contraire l'épaule droite, qui doit être reportée en arrière et en bas, sera solidement maintenue en avant : le plâtre remplira ces indications diverses.

*Fenêtres*. — Une large fenêtre de décompression est ouverte dans le plâtre en arrière, du côté concave ; le coussin de feutre placé à ce niveau est enlevé, afin de laisser aux côtes primitivement déprimées un espace suffisant pour qu'elles puissent (poussées par le jeu de la respiration) faire saillie en arrière.

En avant, une deuxième fenêtre est pratiquée sur la ligne médiane ; elle permet d'introduire dans les jours qui suivent, entre le plâtre et les côtes gauches, une série de coussins de feutre qui vont augmenter la flexion et forcer les côtes à saillir en arrière à travers la grande fenêtre postérieure dont nous venons de parler.

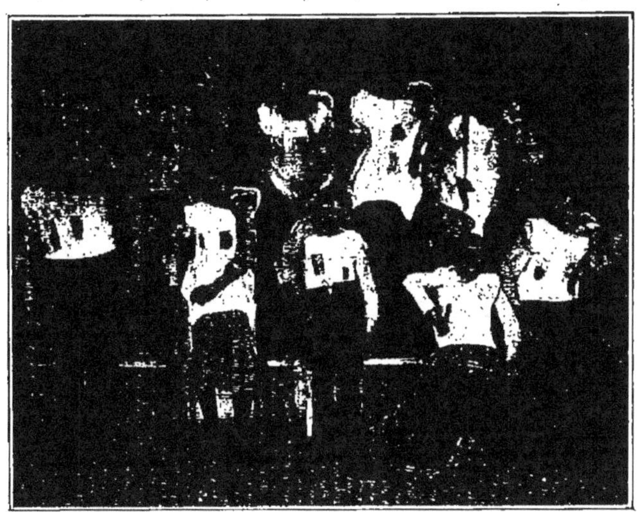

Fig. 14. — Quelques-uns de nos scoliotiques, en traitement.

Très souvent, une 3e et une 4e fenêtres sont pratiquées du côté droit pour faire une compression sur le sommet de l'arc scoliotique et obliger la colonne vertébrale à se porter à gauche ; ces petites fenêtres sont très rapprochées, et c'est sous le pont de plâtre les séparant qu'on introduit les coussins de feutre.

Ainsi donc, dans les jours qui suivent l'application du plâtre, il faut s'occuper, par l'introduction de ces coussins, d'obtenir l'hypercorrection si celle-ci n'est pas acquise dès la 1re séance.

Cet appareil plâtré est parfois pénible à supporter pendant les 2 ou 3 premiers jours, mais il est ensuite bien toléré ; le malade peut se promener, il vaut même mieux qu'il marche, car une fois l'hypercorrection obtenue, le poids du corps, dans la station debout, ne peut que nous aider à fixer cette nouvelle position.

Et de même, il est bon d'obliger le malade à faire des exercices de gymnastique respiratoire, toujours afin de forcer les côtes déprimées à pointer en arrière.

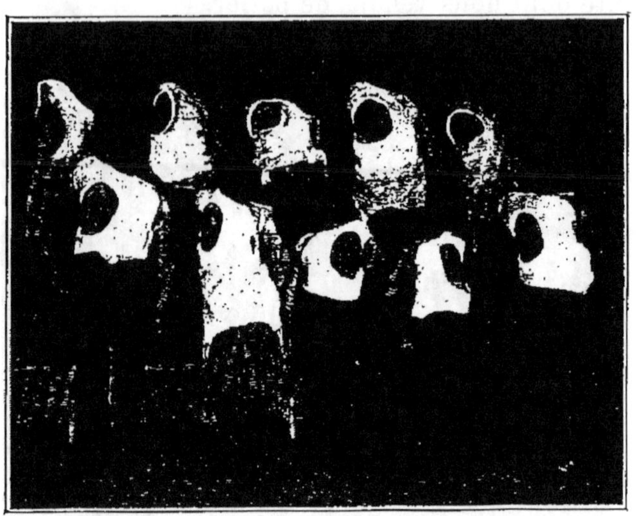

Fig. 15. — La fenêtre postérieure, fenêtre de décompression, chez quelques-uns de nos scoliotiques.

Le plâtre va rester en place 8 à 10 semaines en moyenne. Au bout de ce temps, on peut le retirer. On voit que la scoliose a changé de sens : d'une scoliose droite, on a fait une scoliose gauche.

En bon nombre de cas, cependant, un 2e appareil (porté pendant encore 8 à 10 semaines ou même plus) sera nécessaire.

Après l'enlèvement définitif du plâtre, le malade porte un appareil amovible en celluloïd qu'il enlève deux fois par jour pour faire des exercices de gymnastique, et peu à peu l'hypercorrection diminue et la colonne vertébrale revient à la position normale.

La durée du traitement varie donc de quelques semaines à 4 ou 6 mois. Pour les cas très graves, cette durée peut aller jusqu'à 12 mois.

*Résultats éloignés.* — Quelques critiques ont émis des doutes sur la persistance du redressement ainsi obtenu.

Mais, Abbott a des scolioses redressées depuis 3 ans et qui restent redressées. Et pourquoi d'ailleurs la correction ne se maintiendrait-elle **pas ici**, lorsqu'on la voit se maintenir pour les autres affections orthopédiques ?

Restera-t-il des scolioses incurables par cette méthode, ou plutôt partiellement incurables ? C'est possible et même probable pour tel cas de scoliose à forme extrêmement grave avec ankylose plus ou moins étendue des vertèbres et des côtes. Il se peut que la méthode ne donne plus alors de résultat complet. Mais, de ces cas, Abbott nous a dit n'en avoir pas encore vu.

Au reste, de ces cas, l'on n'en verra plus dans quelques années.

Parlant des vieilles gibbosités du mal de Pott, notre maître M. Calot a dit : « De ces vieilles bosses il ne devrait plus y en avoir ! Il n'y en aura plus le jour où tous les médecins soigneront par notre méthode les gibbosités commençantes ou les gibbosités de gravité moyenne ».

De même, ici, nous pouvons dire qu'il n'y aura plus de vieilles scolioses incurables si l'on veut bien désormais soigner par la méthode d'Abbott toutes les scolioses aussitôt qu'elles se seront montrées rebelles aux petits traitements ordinaires de gymnastique et de mécanothérapie.

Ainsi donc, on peut dire en vérité qu'Abbott a résolu le problème thérapeutique pour la scoliose comme M. Calot l'avait résolu pour le mal de Pott.

# LA MÉTHODE D'ABBOTT

## EN ALLEMAGNE

Abbott, pour la première démonstration en Europe de sa méthode de guérison des vieilles scolioses, avait choisi le service de mon maître, M. Calot, à Berck, où sa méthode du reste était déjà appliquée. C'est la seule démonstration qu'Abbott ait faite en France. Mais il devait en faire une deuxième en Allemagne dans le service de Joachimsthal (successeur d'Hoffa) et j'ai suivi Abbott à Berlin.

Etant ainsi le seul Français qui ait eu la bonne fortune d'assister à ces 2 démonstrations (les seules qu'Abbott ait faites en Europe), je voudrais dire ici les impressions qu'elles m'ont laissées.

En deux mots, ce que Abbott nous a montré, soit à Berck, soit à Berlin, n'a fait que nous confirmer pleinement dans la conviction que nous nous étions faite, sur la très haute valeur de sa méthode, en l'expérimentant dans le service de notre maître M. Calot et avec lui, bien avant la venue d'Abbott en Europe.

Cela dit, je dois ajouter que la démonstration faite à Berck était beaucoup plus impressionnante et plus significative que celle faite à Berlin : car, à Berck, Abbott a traité un sujet beaucoup plus âgé, atteint d'une scoliose beaucoup plus ancienne et surtout beaucoup plus grave ; et cependant il a obtenu à Berck une correction beaucoup plus considérable que celle dont il s'est contenté à Berlin. Cela tient sans doute à ce que devant la foule qui l'entourait là-bas, il n'a pas voulu pousser les manœuvres de traction et de détorsion aussi loin qu'il l'aurait pu, et qu'il l'avait fait devant le comité plus intime l'entourant à Berck.

Mais là-bas, comme ici, tous les esprits non prévenus et tous ceux qui avaient des yeux pour voir ont pu se rendre compte que les vieilles scolioses n'étaient plus l'opprobre de la chirurgie, qu'elles n'étaient plus au-dessus de nos moyens d'action.

Sans doute, en Allemagne comme en France, et même plus qu'en France, la méthode d'Abbott a été attaquée, mais ce n'a été que par ceux qui n'en avaient pas essayé ou qui, en ayant essayé, n'avaient pas su l'appliquer. Car encore ici, comme l'a dit M. Calot, *tout dépend de la manière...*

J'ai noté qu'en Allemagne, à Berlin et dans les autres villes que j'ai visitées, cette méthode a trouvé à la fois plus d'opposants et plus de partisans que chez nous. Eh ! oui, parce que là-bas personne n'est resté indifférent, devant cette méthode révolutionnaire. Si tous ne l'appliquent pas déjà, tous du moins l'étudient et la discutent. Tandis qu'en France, dans certains milieux, il semble de très bon ton de l'ignorer — comme il a été longtemps de bon ton d'ignorer la possibilité de guérir la luxation congénitale de la hanche ou les gibbosités de mal de Pott !...

Ces « Maîtres » seront-ils les derniers à venir à la méthode d'Abbott ; vont-ils encore une fois justifier ou paraître justifier, au regard des autres nations, le mot fameux, si malveillant, de Bilroth (tant répété par tous les sous-Bilroth), qu' « en France on suit le progrès... d'un pas boiteux !... »

www.ingramcontent.com/pod-product-compliance
Lightning Source LLC
LaVergne TN
LVHW051142060726
842526LV00006B/2189